Te $\frac{34}{450}$
A

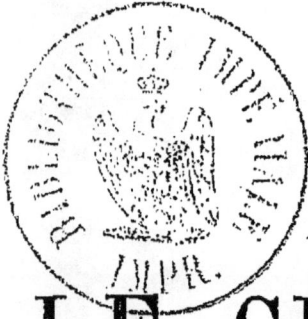

LE CHOLÉRA

ÉPIDÉMIQUE

ET L'HYDROLOGIE MÉDICALE

LE CHOLÉRA

ÉPIDÉMIQUE

ET

L'HYDROLOGIE MÉDICALE

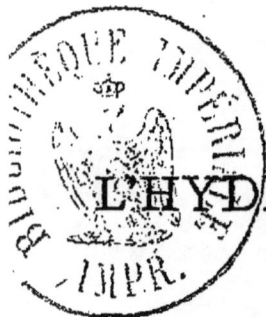

UTILITÉ DES EAUX MINÉRALES DE VICHY
COMME MÉDICATION PRÉVENTIVE
ET EFFECTIVE;

PAR LE Dr E. BARBIER

Médecin aux Eaux de Vichy,
Ex-Médecin du Bureau de Bienfaisance du 8ᵉ arrondissement de Paris,
Ex-Médecin chargé de missions sanitaires en Orient,
Lauréat de la Faculté de Paris,
Membre correspondant de l'Institut Egyptien.

> La meilleure médication, la
> plus haute expression de l'art
> de guérir, se résume dans la
> médecine préventive.

TROISIÈME ÉDITION

1868

LE CHOLÉRA

ÉPIDÉMIQUE

ET

L'HYDROLOGIE MÉDICALE

VICHY ET SES EAUX MINÉRALES
COMME MÉDICATION PRÉVENTIVE
ET EFFECTIVE.

I.

Notre humaine espèce semble comme Sysiphe, éternellement condamnée à rouler le même rocher, autrement dit, à tourner dans un éternel cercle vicieux de préjugés, où elle se complait au mépris de l'hygiène et de sa conservation individuelle.

Le choléra, autre minotaure de notre civilisation, vient-il à gronder à l'horizon?... Aussitôt la population des grands centres, les premiers frappés, songe à en éluder les atteintes, et l'émigration est le remède souverain adopté à l'unanimité. L'on émigre, en nous retraçant le pitoyable exemple des moutons de Panurge. De la cité déjà entreprise par l'épidémie, l'on s'entasse dans une autre, qui ne l'est point encore, mais où l'on s'efforce, par l'encombrement soudain, d'y répandre çà et là toutes les chances de son développement. Pendant la dernière épidémie, Lyon n'a pas reçu moins de vingt-cinq mille Marseillais, dans les premiers temps, et ce chiffre, dit-on, a presque doublé dans la suite. Cannes, Arles, Avignon et la banlieue de Marseille ont été successivement exposés à subir une invasion relative analogue.

En semblable occurrence, les grandes villes circonvoisines ont le déplorable privilége de recevoir les émigrants du centre envahi par la maladie : et, à qui voudrait enrayer cette aveugle tendance à l'encombrement, il faudrait sans doute cette triple cuirasse dont parle le poëte : *Illi robur et œs triplex, circà pectus* !... Mais l'homme est ainsi fait : — S'offrant à son siècle non comme un individu régénéré par d'amères et concluantes expériences, mais comme ce spectre du Dante éternellement consumé pendant une deuxième vie par les erreurs et les passions surannées de la première.

La plus simple logique, le moindre bon sens suffiraient cependant pour éluder les dangers d'un tel état de choses ; car si la nature nous laisse exposés aux atteintes du mal, n'a-t-elle pas mis à notre usage tous les éléments du remède, principalement dans cette variété d'eaux minérales qu'elle prodigue à nos souffrances? Elle semble en effet nous indiquer du doigt, au moins l'agent de médication préventive inscrite dans ce fait d'immunité bien remarquable dont jouissent, à propos du choléra, certaines stations thermales. Dans un article de cette nature, je me borne, ne pouvant les embrasser toutes, aux stations qu'on peut du moins envisager comme types à ce point de vue : — Vichy et Amélie-les-Bains.

Si donc, l'émigration Marseillaise, comme celles d'Alexandrie, du Caire, d'Ancône, de Madrid, se fut opérée dans ce sens, au lieu de porter vers d'autres centres une invasion soudaine, fatale, nul doute que l'on eût enrayé le développement ultérieur de l'épidémie. Mais non, la prudence humaine toujours enténébrée par les impressions de la peur ne va pas jusques-là : essayons donc ici d'en reprendre les sentiers égarés.

Vichy, au centre de la France, dans cette partie du bassin de l'Allier que sa topographie remarquable préserve des intempéries, semble placée là comme la métropole des villes thermales, qu'elle domine en quelque sorte. Elle est construite sur une immense nappe souterraine d'Eaux minérales, émergeant au-dessous des terrains lacustres, et qui témoigne de son existence au moindre forage, lequel fait sourdre aussitôt une nouvelle source. Aussi l'Etat, dans l'intérêt de la santé publique, a-t-il agi sagement en frappant d'interdiction toute recherche à cet égard, dans un rayon de 8 à 10 kilomètres. De cette situation topographique spéciale résulte, selon toute apparence, le privilége d'immunité presque complète dont jouit nôtre ville thermale à l'endroit des affections épidémiques graves, le choléra entre autres. En 1832, cette année funeste où Paris enregistra jusqu'à 1,800 décès cholériques par jour, Vichy, presque délaissée par ses visiteurs habituels, conservait intact son état de salubrité normale ; les années 1849, 1853 et 1865 se sont écoulées comme la précédente, sans qu'il se produise d'observation relative au choléra, qui se développa avec tant de violence sur divers centres de population même circonvoisins.

La cité thermale fut donc étrangement préservée. Est-ce à ses Naïades, à ses dieux Lares ou à l'état électrique normal de l'atmosphère qui l'enveloppe, aux influences telluriques, ou bien aux propriétés de ses Eaux, qu'elle dut ce privilége insigne ? Il serait difficile de résoudre, dans l'état actuel de la science, une question aussi vague. Néanmoins, nous savons que l'électricité atmosphérique et les modifications qu'elle subit, sous diverses influences de l'ozone, n'ont pas été invoquées sans des raisons légitimes. Ainsi les violents orages qui opèrent une détente subite de l'air coïncident

tout au moins avec la disparition soudaine
de l'épidémie. Ce fait est généralement ad-
mis et n'est pas contestable. On a confirmé
d'ailleurs que, durant une période orageu-
se, les appareils condensateurs laissent plus
facilement écouler le fluide électrique, que
l'énergie des aimants s'affaiblit et que l'aiguille dévie de son inclinaison normale.

Lorsqu'enfin le choléra exerça ses rava-
ges à Saint-Pétersbourg (juin 1848), le cabi-
net minéralogique du prince de Leuchten-
berg renfermant une pierre d'aimant sus-
pendue au plafond, fut soudainement ébran-
lé par un choc insolite, provenant de la
chûte d'une ancre, du poids de 20 kilos, que
cet aimant maintenait en suspension depuis
nombre d'années. Pendant tout le cours de
l'épidémie, cette même pierre d'aimant ne
pût désormais supporter qu'un poids de 5
kilos, mais elle reprit son énergie primitive
après la cessation du fléau, et pût dès-lors
supporter l'ancre qui lui échappait anté-
rieurement.

A Rotterdam et à Amsterdam, on cons-
tata l'impuissance radicale du télégraphe à
fonctionner : les vaisseaux, enfin, retenus
dans le port, offraient des variations singu-
lières, insolites dans leurs compas ; tous
phénomènes produits exclusivement pendant la période cholérique et qui trahissent,
certes, autre chose qu'un simple effet de
coïncidence.

La logique se refusera-t-elle donc ici à

reconnaître qu'une station thermale quel-
conque, comme Vichy, par exemple, ou,
comme elle, élevée sur une vaste nappe
d'eaux minérales, puisse offrir, avec ses
conditions topographiques spéciales, une
immunité relative concluante à l'endroit de
l'épidémie : immunité, bien entendu, d'où
doit jaillir enfin l'explication relative à la
cause déterminante du choléra. — Est-ce
que la terre, ce réservoir commun de l'électricité, ne pourrait pas là, plus que partout
ailleurs, réparer les pertes incessantes du
fluide électrique et en maintenir la tension
normale dans l'atmosphère? Que si l'on en-
visage d'une part les propriétés électriques
bien démontrées des Eaux minérales, de
l'autre les émanations spéciales du sol inhé-
rent à certaines résidences thermales, il
est hors de doute que l'on touchera de bien
près la solution qui se rattache au sujet
dont il s'agit.

Quant aux propriétés prophylactiques ou
préventives des Eaux de Vichy opposées
aux symptômes prémonitoires du choléra,
déjà nous en avons parlé dans une notice
précédente. Nous ne pouvons donc ici que
confirmer ce que nous avons exposé sur
cette grave question, ajoutant qu'en temps
d'épidémie, les habitants eux-mêmes témoignent en général une déférence toute spéciale pour les naïades du lieu et rendent à
leurs sources de fréquentes visites. Nul
doute que l'Eau minérale, prise ainsi à l'in-

térieur, ne soit encore pour eux un très-précieux élément de médication préventive, lorsque surtout cette eau alcaline est associée à l'*Elatine* (solution aqueuse de goudron de sapin concentré).

On nous objectera que nous sommes ici sur le terrain des hypothèses ou de l'iatro-romantisme : hypothèse qui, toutefois, repose sur des faits inexplorés, confirmant hautement l'immunité relative, remarquable, dont jouissent certaines cités thermales à l'égard du choléra. Qui, d'ailleurs, pourrait infirmer nos explications précédentes? A-t-on jamais fait des contre-expériences sur ce point? L'analyse chimique nous a-t-elle prouvé une fois la densité atmosphérique de telle station thermale, son état ozonométrique, le plus ou moins de tension ou d'équilibre du fluide électrique ambiant, camparativement à d'autres lieux infectés?...

Or, rien jusqu'ici n'a été entrepris à ce sujet, et M. Leverrier, qui avait étalé dans la presse un zèle si empressé sur les recherches qu'il devait entreprendre, qui nous avait promis des instruments nouveaux d'une si rare précision pour l'étude de l'air et de sa densité, à propos du choléra, M. Leverrier lui-même nous a laissé dans le vide, en se jouant de notre attente. Mais la Vérité, nous dit-on, habite au fond d'un puits et les astronomes planent d'habitude dans les régions éthérées. Si les extrêmes se touchent, du moins l'astronomie ne s'est jamais trop empressée de nous édifier à cet égard. Avant de nous donner la solution de l'énigme qui enveloppe l'étiologie du choléra, elle nous la fera sans doute encore long-temps attendre.

II.

Ici s'ouvre une parenthèse à propos de la contagion du choléra : j'en demande pardon à l'avance aux contagionistes, mais après avoir vu et observé le fléau sous toutes ses formes, sans envisager si ma doctrine adop-tée est ou non consolante pour l'humanité, je m'inscris en faux contre la contagion cholérique et j'en expose les motifs, à mon avis, concluants.

Je sais bien que les médecins anti-conta-gionistes ne manquent pas d'arguments à invoquer, les uns fort habilement groupés, les autres on ne peut mieux interprétés pour les intérêts de la cause : mais au-dessus de tous ces faits, plane l'empire de la constitution médicale régnante, à laquelle nous sommes tous assujettis, sans que pour cela l'on soit en droit de dire : le cho-léra est contagieux. On a trop souvent, si-non toujours, confondu la constitution mé-dicale d'un lieu, pouvant y éclater soudain, avec les caractères inhérents à la conta-gion, et cela dès qu'il s'agit d'épidémie cholérique. Je romps donc en visière avec le préjugé, droit que chacun peut revendiquer, et je me demande qu'est-ce que la contagion, dans le sens strict du mot? Une transmission de la maladie d'un individu à un autre par l'effet du contact médiat ou immédiat : nous voyons ici surgir deux ordres de phénomènes, les uns inhérents au contact médiat, et résultant non de l'attouchement direct du malade lui-même, mais des objets qui l'ont touché, — les autres, au contact immédiat et provenant de l'attouchement réitéré direct du malade, atteint par le fléau.

Dans le premier cas, a dit le docteur Foissac, l'action exercée sur notre organisme par des particules, gaz, ou miasmes répandus dans l'air, peut résulter d'un foyer étranger à l'homme, et dans le second, l'homme devient lui-même le foyer infectant. Cet argument n'a pas toute la rigueur de la réalité, il s'en faut. Pour nous, l'homme qui devient *foyer infectant* n'est que la première victime de la constitution médicale, en tant que celle-ci a trait au rapport qui existe entre les constitutions atmosphériques et les maladies régnantes : l'individu qui succombe après le contact immédiat du foyer infectant est la seconde victime de ce même rapport, c'est-à dire que son organisme donne accès à la constitution atmosphérique ou à son influence morbide sur l'économie animale.

La peste, la fièvre jaune, le thyphus, la variole, sont des affections réellement contagieuses, parce qu'elle se propagent par contact médiat ou immédiat. En est-il ainsi à l'endroit du choléra ? Il s'en faut, car le miasme cholérique (autre inconnue sur laquelle on raisonne avec tant d'aplomb), est loin de se communiquer par l'attouchement du malade, par le contact de son haleine, de ses déjections, de ses évacuations : maintes fois, on a inoculé ces produits morbides à des individus sains, sans obtenir la moindre influence ; ces expériences sont authentiques : j'y ai non-seulement assisté à Paris dans nos hôpitaux, mais je m'y suis soumis moi-même, sans avoir éprouvé d'autres syptômes qu'un peu de céphalalgie bientôt dissipée.

Dans nos grandes villes, les médecins constamment exposés au *contact* des cholériques, comme dans nos hôpitaux (et celui-ci est bien et dûment immédiat), présentent une immunité relative, bien remarquable à cet égard : sur 2,305 individus, employés dans les hôpitaux et hospices de Paris, on a compté 164 victimes.

A Revel, sur 113 personnes attachées au service de l'hôpital, deux seulement ont été atteintes, un infirmier et une infirmière, dont le genre de vie n'était rien moins qu'édifiant. En 1848, les hôpitaux de Moscou, d'après une statistique rigoureuse que j'ai eue sous les yeux, n'ont offert à cette époque que 20 décès, sur 310 médecins, chirurgiens, pharmaciens, infirmiers, etc.

Il serait facile d'accumuler ici les observations qui témoignent de l'innocuité contagieuse du choléra : le docteur Gendrin nous en rapporte une observation, que je m'empresse de soumettre à l'appréciation de MM. les contagionistes; nous pouvons hautement proclamer le fait, émanant surtout d'une telle autorité : Il est question d'une femme allaitant deux enfants, l'un de quatre, l'autre de neuf mois, et qui tous deux ont succombé sans que la mère ait éprouvé le moindre symptôme cholériforme. Que devient donc ici la contagion cholérique?... Mais veut-on l'observation inverse! C'est encore M. le professeur Gendrin qui la confirme. Il s'agit ici d'une femme qui allaite son enfant, malgré les symptômes prémonitoires du choléra : ceux-ci se développent progressivement, mais l'instinct maternel l'emporte, et la mère continue à nourrir; enfin survient la période algide, époque où son lait se tarit; il faut céder devant la mort qui approche. La mère succombe, mais son enfant est entièrement préservé, si bien qu'il est encore vivant et jouit aujourd'hui d'une santé robuste. Est-ce le choléra qui l'aurait ainsi aguerri ou consolidé? Dans tous les cas, si l'épidémie était contagieuse, elle trouvait ici toutes les conditions favorables à la contagion, qui devait certes éclater à coup sûr, ou jamais.

Mais les observations puisées dans les hôpitaux sont assurément aussi concluantes: c'est là, en effet, que la contagion devrait avoir toute son efficacité, si l'on remarque que le personnel y est exposé à toutes les influences insalubres, aptes à la transmission du miasme cholérique, — que l'air est sans cesse contaminé dans ces salles immenses, remplies de malades, quelque sollicitude que l'on mette à le renouveler ; ajoutons que ce personnel y est astreint à des occupations de toute nature, quelquefois à des veilles prolongées (les infirmiers), d'autres à un service repoussant, toutes circonstances qui les rendent plus accessibles aux influences permanentes au milieu desquelles ils vivent : La doctrine de la non-contagion est donc toute entière inscrite dans nos hôpitaux.

Les contagionistes ont argué de faits qui témoignent en apparence du contraire. Et ils ont dit : Le choléra survient dans une ville, dans une région, à la suite d'une masse d'individus, d'une caravane, ou mieux encore, au débarquement de marchandises.

C'est ce qui est arrivé pour la récente épidémie de Marseille Ce transport morbide peut en effet avoir lieu, comme il peut se produire à l'égard des miasmes paludéens : mais il n'y a pas là de contagion, pas plus qu'il n'y en a, à l'endroit de la fièvre intermittente, pernicieuse ou simple. Il existe une notable différence entre la contagion directe d'un individu à un autre et le déplacement, la propagation d'un foyer épidémique, qui se développe, ou de proche en proche, ou par des irradiations successives : Dans le premier cas, le mal ne se transmet qu'à ceux dont le contact avec les individus malades aura été effectué (peste, fièvre jaune, variole, etc.). Dans le second, le fléau débarque avec les soldats d'un corps d'armée, ou avec le fret d'un navire : quand bien même il n'eut pas existé de malades à bord, l'invasion du choléra éclate soudainement dans la ville et frappe au hasard ses premières victimes, qui sont le moins en contact avec les nouveaux arrivants, et cela envers et contre tous les lazarets, les quarantaines.

C'est effectivement de cette façon, la *Santé de Marseille* nous l'a bien démontré, que le choléra se propage dans une contrée ou dans une ville, à l'arrivée d'un navire venant d'un pays infecté : à notre avis, l'épidémie marseillaise, qui, apportée du Levant, a rayonné sur tout le littoral, ne prouve nullement la contagion. En 1833, alors que le choléra sévissait à Paris, avec une redoutable intensité, un individu arrive à Lyon et y succombe aux symptômes de l'infection cholérique, sans en propager la moindre atteinte. Cette cruelle épidémie n'a pas paru à Lyon, et pourtant quelle ville en France offre plus de chance au développement du fléau !...

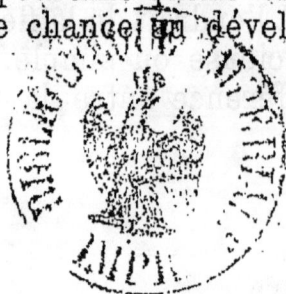

Un dernier fait, enfin, relatif à Vichy et qui témoigne autant en faveur de l'immunité dont jouit cette résidence, eu égard au choléra, que pour l'influence favorable de ses Eaux minérales. En 1865, vers la fin du mois d'août, alors que l'épidémie régnait à Marseille, plusieurs de ses habitants vinrent se réfugier à Vichy : chez quelques-uns déjà les prodromes du mal s'étaient développés au foyer épidémique ; quelques jours avaient suffi pour en arrêter l'évolution après un séjour de courte durée dans la ville thermale.

Néanmoins deux malades plus gravement atteints subirent tous les symptômes du choléra : l'un d'eux succomba dans la période algide ; chez l'autre qui faisait usage des eaux minérales, mais avec réserve, pour calmer la soif qui le tourmentait, chez ce malade, dis-je, survint une crise favorable, à la suite de laquelle il dut sa guérison et l'on n'entendit plus parler du choléra à Vichy. Cet incident n'avait pas donné lieu au moindre développement du fléau.

Le choléra n'est donc pas contagieux et il ne se transmet pas par le contact des hommes, d'objets ou d'effets ayant appartenu aux défunts. La marche qu'il a suivie jusqu'ici ne s'expliquerait pas. Ce que je viens d'exposer à l'égard de Vichy et de sa constitution atmosphérique en témoigne : Comment alors cette épidémie se transmet-elle ? A la façon sons doute des effluves pa-

ludéens; il est très-probable que le miasme
cholérique se transporte d'un lieu dans un
autre avec l'air pour véhicule. D'après la
direction du courant ou des influences telluriques, le foyer épidémique se déplace
dans tous les sens : son invasion tantôt
brusque, tantôt lente, s'épuise parfois sur
des localités, qui, loin de l'attendre, trem-
blent à son approche ; et notons surtout que
la peur est sans nul doute le seul et le plus
cruel élément de la contagion. Après cette
digression anti-contagioniste, je m'empresse de reprendre la suite de mon sujet, que
les développements précédents contribuent
à éclairer.

III

A Vichy, comme dans toute autre station, le traitement thermal doit être pris
en sérieuse considération, dès qu'il s'agit
de la prophilaxie (1) relative au choléra, et
cela, en raison du retentissement physiologique que nos eaux alcalines exercent sur
les grandes fonctions de l'organisme. Mais
en dehors de l'immunité inhérente au séjour de la cité dont nous venons d'exposer
les attributs, surgit la question qui a trait
au traitement préventif : celui-ci occupe la

(1) Prophilaxie est synonime du mot *préservation.*

place la plus importante dans l'étude pathologique du fléau, si l'on réfléchit que les moyens les plus sagement dirigés contre l'invasion ne sont que trop souvent frappés d'impuissance. C'est qu'aussi, il faut le dire, l'on n'a pas attaché au traitement prophylactique l'importance qu'il mérite; le génie de l'affection serait fréquemment dépisté si l'on était bien pénétré de ce principe : que *la médecine préventive est la plus haute expression de l'art de guérir.* Ce qu'il importe par-dessus tout est donc de soustraire les individus qui nous demandent des secours à la cause épidémique qui les enveloppe et les modifie sans cesse. Le doux exil dans une station thermale répond déjà, nous l'avons établi, aux plus impérieuses exigences sous ce rapport; mais tous ne peuvent y suffire, et les agents qui constituent une médication rationnelle doivent tendre à se populariser le plus possible, dès que celle-ci est fondée sur l'expérience acquise et la pratique.

La théorie, aussi simple que féconde, émise sur l'étiologie du choléra, celle qui de toutes mérite une sérieuse considération est celle qu'a exposé le premier M. le professeur Piorry, notre illustre maître. Partant de l'analogie entre le miasme cholérique et le miasme paludéen, il confirma, par des faits précis, que l'un et l'autre agissent à la manière des substances toxiques, en altérant le sang primitivement, avant que

ce liquide agisse sur les organes : soit que
le poison modifie le sang chimiquement et
qu'ainsi modifié (septicémie) il porte une
action délétère sur les solides, soit qu'il
serve seulement de véhicule aux substances toxiques. C'est à cette donnée, qui se
concilie si bien avec les idées acquises, que
nous nous sommes ralliés, et c'est en la
prenant, en quelque sorte, pour point de
mire dans la pratique, que nous lui sommes
redevables des succès obtenus : elle survi-
vra d'ailleurs aux dernières hypothèses
plus ou moins nébuleuses, émises sur ce
grave sujet, dont elle domine aujourd'hui
toute la pathologie. Nous appuyant donc
sur l'autorité de M. le professeur Piorry,
dont les travaux ont tant contribué à jeter
la lumière sur ce point litigieux, nous sommes convaincus que l'intoxication du sang
est la lésion primitive, protopathique, en-
traînant avec elle toutes les complications.
Dans l'état actuel de la science, l'empoisonnement miasmatique du sang doit, à
notre avis, dominer toutes les données
relatives au traitement du fléau.

Mais ce qui surtout nous confirme dans
cette opinion, sans parler des faits cliniques
qui la légitiment, ce sont les lumières si
vives dont le plessimétrisme moderne a
éclairé la médecine pratique. Grâce à son
illustre fondateur, M. Piorry, les organo-
pathies se traduisent au praticien observateur d'une façon nette et tranchée : c'est à

cette doctrine que nous allons puiser pour
en tirer les déductions cliniques relatives
au traitement préventif et curatif du choléra. Le plessimètre, source si féconde
d'enseignement dans l'art de guérir, nous
ouvre, en effet, la voie large et facile : c'est
en recourant à cet instrument que j'ai, dans
la majorité des cas, observé la rate presque
constamment augmentée de volume, non-
seulement pendant la vie, mais encore
après la mort. Sur vingt-huit autopsies re-
cueillies avec tout le soin possible, nous
avons constaté vingt-cinq fois la rate nota-
blement hypertrofiée et contenant dans son
parenchyme de véritables noyaux apoplec-
tiques. Deux fois elle s'est montrée, à sa
surface, ridée, beaucoup plus réduite et
offrant çà et là des ecchymoses ; j'ajoute
qu'il s'agissait ici de deux cas où la mort
avait été foudroyante et la marche de l'invasion brusque et rapide ; mais à l'égard des
autopsies précédentes, la maladie s'était
prolongée un certain temps et l'évolution
avait en quelque sorte parcouru ses pério-
des.— Ce retrait du sang vers la rate, s'ob-
servant d'une façon aussi constante, devait
frapper tout esprit observateur : j'en infor-
mai quelques-uns de nos confrères placés
sur un champ d'observation aussi étendu
que varié : leur attention dirigée plus spécialement sur l'organe splénique ils purent
me confirmer le phénomène précédent, en
même temps que les expériences favorables

et les succès obtenus par la médication quinique, secondée, sur mes instances personnelles, par l'emploi de l'*Eau de Vichy* à
doses réitérées et plus ou moins élevées,
suivant les cas.

J'émets ici une conviction formelle, ba-
sée non-seulement sur des expériences
individuelles, mais sur celles encore de nos
confrères, dont j'avais sollicité tout le bien-
veillant intérêt à cet égard. Je suis donc
prêt à soutenir la théorie précédemment
exposée contre toutes les objections qu'elle
pourrait soulever, et par suite à en réfuter
les arguments contraires. J'ajoute que les
expériences entreprises par MM. Dauver-
gne et Carcassonne, deux praticiens distin-
gués, l'un de Marseille, le second de Paris,
ont été d'un utile concours à notre opinion.
Elles confirment pleinement les résultats
que je viens d'exposer. Les autopsies faites
par M. le docteur Carcassonne dans les hôpitaux de Paris et de Marseille témoignent
de l'hypertrophie constante de la rate. La
relation fort intéressante en a été donnée
par le *Courrier médical*, n° du 28 octobre
1866.

Or, l'intoxication miasmatique du sang,
puis, comme conséquence, le retrait de ce
liquide vers la rate et *son engorgement*,
nous paraissent occuper le premier rang
dans la chronologie de l'évolution morbide.

Placée sur ce terrain, la question semble

dégagée de l'obscurité qui l'enveloppe et l'on peut se promettre de résoudre avec plus de précision l'inconnue qui, jusqu'ici, a dominé le traitement. Pénétrés de cette idée, nous avons eu souvent recours, dans la première période de l'affection, à l'emploi de l'alcoolat de quinine de M. le professeur Piorry et d'après sa formule adoptée dans le traitement des fièvres paludéennes (1). Nous n'avons pas encore, il est vrai, exercé jusqu'ici sur un champ assez vaste pour indiquer le moment précis où la médication fébrifuge témoigne de son opportunité et cesse d'être efficace ; néanmoins, les résultats obtenus nous permettent de confirmer que le plessimètre doit, en ce cas, éclairer la conduite du praticien. Dès qu'il aura constaté l'augmentation du volume de la rate, *mais seulement après ce phénomène observé et à son début autant que possible*, l'indication à remplir est de s'opposer au reflux anormal du sang vers cet organe. Comme il importe d'agir promptement, l'alcoolé de quinine administré d'abord à

(1) Voici la formule de cette solution :

    Quinine brute.......... 30 grammes
    Alcool.................. 350 —
    Eau distillée.......... 350 —

Administrée dans un grand nombre de cas d'engorgement splénique, on a vu chaque fois la rate diminuer avec beaucoup plus de rapidité que ne le produit l'administration du sulfate de quinine : deux cuillerées à potage de cette teinture contiennent 1 gramme de sulfate de quinine, dose à laquelle on prescrit ordinairement ce sel antipériodique.

la dose d'une cuillerée, qu'on pourra réité-
rer ensuite, répond aux premières exigences du moment.

L'absorption rapide de ce médicament tend
à rétablir la circulation générale, et s'op-
pose en même temps à l'altération pathologique spéciale du sang, son état visqueux,
épais, sa coagulation ultime : c'est à cette
lésion fonctionnelle primitive qu'il faut d'a-
bord frapper, et par elle on arrive à conju-
rer toutes les autres.

Ici se présente une question nouvelle,
grave, importante et toute entière relative
à l'*appropriation des eaux minérales de
Vichy* au traitement du choléra.

On sait que le sang tend, dans l'évolution
morbide, à perdre les sels neutres qui y
sont en dissolution et contribuent à lui
donner sa fluidité normale.

D'autre part, nous savons toute l'influence
active des *Eaux minérales de Vichy*,
partout où il existe un engorgement
passif ou chronique à combattre ; et je
m'empresse d'ajouter à cet égard que l'engorgement de la rate dans le choléra est
de nature passive, et quoique rapide dans
son évolution, il prend le caractère chronique d'emblée. Cette lésion fonctionnelle,
ici d'une grande importance, est donc toute
justiciable des eaux minérales alcalines de
Vichy, dont on sait l'énergie d'action dans
les divers cas d'engorgement splénique, ré-

sultant de la cachexie paludéenne. Depuis nombre d'années, la clinique de l'hôpital militaire de Vichy, comme celle de l'hôpital civil, fourmillent l'une et l'autre de faits les plus concluants sur ce sujet. Nous n'avons donc qu'à y renvoyer les sceptiques à qui les mémoires annuels de la pratique noscomiale des deux hôpitaux peuvent être libéralement ouverts.

Ces rapports authentiques sont les plus éloquents interprètes que l'on puisse invoquer et nous dispensent d'insister davantage sur cette question de thérapeutique.

Mais, dira-t-on, est-il rationnel d'assimiler ici les eaux minérales prises à la source à celles qui sont transportées au loin? Sans doute, on ne saurait, en ce cas, invoquer une identité d'action qui pour être moins effective, n'en est toutefois pas moins encore efficace, lorsqu'il s'agit d'eaux minérales exportées.

L'expérience pratique le démontre, si le concours du galvanomètre n'attestait encore que ces mêmes Eaux conservent, après un séjour plus ou moins prolongé en bouteilles, une influence électro-dynamique notable. Celle-ci est accusée par la déviation de l'aiguille de cet instrument qui, pour certaines sources froides (la source d'Hauterive entre autres), nous a donné 40 degrés de déviation, même après que l'eau minérale susdite eut été conservée quelques semaines. La médication est donc loin d'être indifférente, il s'en faut, alors qu'elle est suivie méthodiquement dans une région éloignée de nos thermes. Dans la question qui nous occupe, c'est d'ailleurs une affaire de doses que l'on peut élever plus ou moins, suivant les indications et l'éloignement, lorsque sur les lieux on doit en restreindre l'usage.

On sait les dangers qui résultent de la médication quinique prescrite à doses continues ou élevées. C'est, d'une part, l'action hyposthénisante produite sur le cœur ; le pouls se ralentit et tombe assez souvent au-dessous de 50 pulsations ; puis l'influence exercée sur le cerveau et qui se traduit par de la titubation, des vertiges, des bourdonnements d'oreilles continuels, la dureté de l'ouïe, voire même la surdité passagère. Enfin le trouble de la vue avec dilatation et immobilité de la pupille, et parfois une amaurose incomplète.

Ces graves accidents doivent toujours être présents à l'esprit du praticien qui recourt au médicament fébrifuge ; il en résulte qu'il doit en user avec modération, et en interrompre l'emploi, pour y suppléer par des moyens succédanés, qui viennent en aide à l'indication capitale à remplir dans la thérapeutique du choléra. C'est bien cette considération qui nous a conduit à prescrire, de concert avec l'alcoolat de quinine, l'emploi habituel des eaux minérales de Vichy, soit comme médication préventive, soit comme traitement actif, alors que l'évolution avait débuté déjà.

Lorsqu'il s'agissait de prévenir seulement, nous prescrivions l'emploi de l'eau de goudron (élatine), coupant l'eau de Vichy par quart ou par tiers. Et, dès que les symptômes semblaient devoir se développer, on insistait avec plus de persistance sur l'usage de l'eau alcaline, constituant alors l'unique boisson du malade; mais toujours, au début, le traitement par l'alcoolat de quinine, pour attaquer de front l'engorgement de la rate et l'intoxication du sang; l'on prévient ainsi les dangers du médicament quinique par l'administration des Eaux de Vichy, qui en assurent les bienfaits, en secondant utilement son action médicatrice.

J'ai développé ailleurs le mode d'emploi de la médication alcaline de Vichy associée à la solution de goudron de sapin, comme agent de médication préventive dans le choléra : avec ce traitement si simple (1), j'ai la conviction d'avoir arraché du fléau bien des victimes, qui se sont ainsi préservées de ses atteintes. Mais ici surtout l'opportunité est l'âme de la guérison, aussi bien que du traitement préventif ou non.

---

(1) Usage habituel, pendant l'épidémie, de la solution alcaline résineuse : trois verres environ, le matin à jeun, chacun étant de 130 à 140 grammes, et pris à un intervalle de 30 à 40 minutes, en ayant soin de suffire aux exigences de l'exercice, d'un changement incessant de milieu, ce qui est fort important.

On ne se fait pas toujours une idée fort exacte de l'action physiologique des eaux minérales de cette résidence : on spécule en général trop exclusivement avec le principe alcalin qui les compose, sans tenir assez compte des propriétés électro-dynamiques qui les animent, comme aussi des autres éléments minéraux, le fer, l'arsenic et les autres sels qui y sont combinés. Mais une médication, quelle qu'elle soit, ne relève pas seulement de tel ou tel principe dominant qu'elle renferme, mais bien de l'ensemble de ces principes, de leur combinaison intime et des conditions de l'organisme qui en reçoit l'influence. Il est évident ici que la médication alcaline de Vichy n'est en rien comparable à toute autre analogue, préparée dans nos pharmacies : l'une est franchement stimulante, au premier chef, et, comme telle, reconstituante et tonique; l'autre est avant tout altérante. Les alcalins sont, en effet, rangés dans la classe des altérants. Pour peu qu'on en prolonge l'usage, ils conduisent assez promptement à la faiblesse générale, à la perte de l'embonpoint et au marasme.

De ces deux médications, l'une est préparée par la nature, l'autre est purement artificielle, n'a qu'une portée restreinte et ses dangers. La première constitue l'un de ces médicaments à *longue portée*, donnant à entendre par là qu'ils continuent à agir longtemps après qu'on a cessé d'en faire usage ; la seconde n'a qu'une portée limitée: ses dangers seuls pourraient le disputer à l'efficacité de la première.

Si l'action physiologique reconstituante et tonique des Eaux de Vichy pouvait être mise en doute, nous n'aurions qu'à évoquer, comme preuve incontestée, les faits cliniques consignés depuis tant d'années à l'hôpital militaire et civil de notre station thermale.

Là, nous observons que les maladies où les Eaux de Vichy témoignent de leur prompte efficacité sont précisément la cachexie paludéenne et la chlorose confirmée. L'hôpital militaire offre des observations variées qui s'étalent chaque année sous les yeux du praticien et appartenant à l'intoxication paludéenne avec engorgement chronique de la rate. L'hôpital civil, non moins riche de faits analogues, nous offre, en outre, de nombreux cas de chlorose. Dans l'un et l'autre de ces établissements, on sait dans quelles proportions s'obtiennent les améliorations ou les cures quis'y produisent. Aveugle donc serait le praticien qui voudrait s'élever contre des témoignages aussi probants, d'autant qu'il peut les interroger lui-même.

Il est donc facile de se rendre compte du mode d'action des eaux minérales alcalines opposées au choléra, soit comme agent de médication préventive, soit au moyen de traitement dans les symptômes de la première et de la deuxième période de la maladie confirmée. Elles rendent au sang les sels neutres qui lui manquent, contribuent à maintenir ou rétablir son état de fluidité normale, et par la stimulation physiologique qu'elles exercent sur l'organisme, entravent l'évolution morbide. Dans la convalescence même du choléra, elles trouveront encore une indication fort utile en hâtant le retour des forces normales.

Mélangées à la solution du sapin concentré, par tiers ou par quart, elles s'opposent à l'élément septique, qui paraît jusqu'ici constituer la base fondamentale de la maladie. Mais l'alcoolat de quinine doit, en ce cas, dominer le traitement, dès que les premiers symptômes se déroulent.

C'est, à notre avis et d'après les expériences que nous avons entreprises dans ce sens, la médication rationnelle à instituer, soit à titre de prophylaxie, soit comme thérapeutique du choléra, au début et même dans la période initiale d'état.

Les lavements émollients, les astringents sous toutes les formes, l'opium ou le laudanum, les stimulants, les sudorifiques et toute la poly-pharmacie qu'on a tour à tour opposés à l'épidémie ne nous semblent que des palliatifs insignifiants, en ce sens qu'ils ne vont pas à leur adresse, c'est-à-dire à la cause ; l'empoisonnement miasmatique du sang. Le laudanum et l'opium surtout sont le plus souvent des médicaments dangereux que l'empirisme seul a pu accréditer : ils ont peut être fait autant de victimes que le fléau lui-même, et c'est la ressource du praticien désarçonné. On sait avec quelle facilité l'opium et ses préparations déterminent le *coma*, le mouvement congestif vers le cerveau, et pour un seul symptôme qu'ils peuvent un instant enrayer (la sursécrétion intestinale) on s'expose à favoriser la stase du sang vers les centres nerveux : on complète ainsi l'œuvre du fléau.

Je termine ici les développements imposés à cette simple notice, dont l'intention seule peut faire excuser la brièveté ; mais en ce moment où le terrible fléau semble devoir sévir encore sur notre pauvre humanité, j'ai cru qu'il pouvait être utile d'apporter le contingent de mes observations personnelles et de mes convictions à l'égard d'une méthode de traitement dont l'hypertrophie de la rate et l'intoxication du sang paraissent être jusqu'ici les seuls éléments morbides principaux à combattre. C'est, selon toute apparence, pour n'en avoir pas suffisamment envisagé la valeur, que la multiplicité des moyens, d'où résulte le septicisme, a envahi la thérapeutique de cette redoutable épidémie. J'en appelle d'ailleurs à la sanction de la pratique, à l'expérience de nos confrères, sachant bien que le traitement proposé n'a pas encore pris élection de domicile dans l'art de guérir. Qu'ils coopèrent de leurs efforts et de leurs lumières à l'œuvre commune, vouée aux intérêts de l'avenir et des malades, en se rappelant la devise du poète :

Si desint vires, tamen est laudanda volontas.

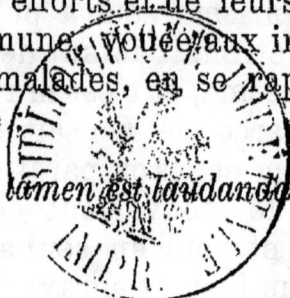

Vichy, 15 janvier 1868.

VICHY — IMP. A. WALLON.   1.68.

OUVRAGES DU MÊME AUTEUR.

L'Orient au point de vue médical. — Ses maladies régnantes et les Eaux minérales de Vichy appliquées au traitement qu'elles comportent. — Brochure in-12. Prix : 2 fr.

Nouvelle théorie du Diabète, envisagée au point de vue du Vitalisme et son traitement par les Eaux de Vichy. — In-12. Prix : 1 fr. 25.

La Médication hydro-carbonique à Vichy. — Ses applications, ses ressources médicales et son avenir. — Brochure in-12. Prix : 80 cent.

Les Plages de la Provence et des Alpes Maritimes, au point de vue médical. — 2 brochures in-12. Prix : 1 fr. 50

Les Eaux de Vichy opposées aux affections de la vieillesse. — Prix : 60 cent.

De quelques maladies inhérentes à la vie ecclésiastique et aux maisons religieuses (chez l'homme et chez la femme) et des Eaux de Vichy appliquées au traitement qu'elles comportent. — Brochure in-18. Prix: 5 fr.

Mémoire sur l'Allemagne hydro-minérale. — Brochure in-8°

Mémoire sur les Eaux minérales de Vichy. — Etude pratique sur les diverses affections qu'on y traite et les préjugés auxquels elles donnent lieu.

Ces ouvrages se trouvent à l'Administration de la Compagnie fermière de Vichy et sont expédiés contre envoi franco en timbres-postes ou mandats à toute personne qui en fait la demande, soit à l'Etablissement thermal, soit à l'imprimerie Wallon, à Vichy.

RENSEIGNEMENTS SUR VICHY

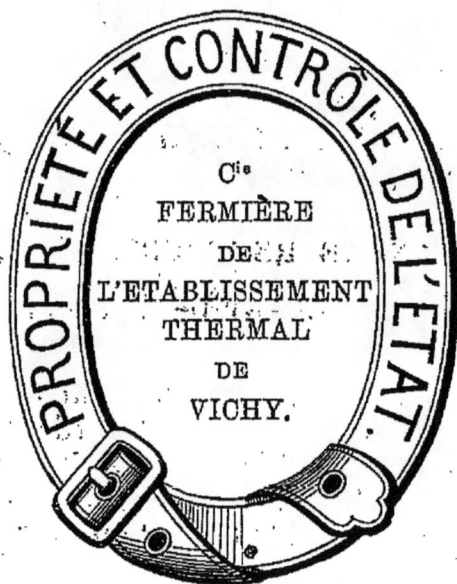

PRODUITS

EXTRAITS DES EAUX MINÉRALES DE VICHY

SOUS LE

CONTROLE
DE L'ÉTAT

PRIX

Sels pour Bains de Vichy
chez soi

		fr.	c.
ROULEAU............... 250 grammes		1	»
20 Rouleaux *franco* de port et d'emb...		20	»
En France.			

Sels pour Boisson artificielle
de Vichy

	fr.	c.
FLACON GRÈS (500 grammes)..........	5	»
BOITE DE 50 PAQUETS.................	5	»
(Chaque paquet pour un litre d'eau).		

Pastilles digestives

		fr.	c.
1/2 BOITE............. 70 grammes.		1	»
BOITE................ 140 —		2	»
BOITE................ 500 —		5	»
La boîte de 500 grammes s'envoie *franco* dans toute la France.			

ADMINISTRATION DE LA Cie FERMIÈRE DE L'ÉTABLISSEMENT
THERMAL DE VICHY
22, Boulevart Montmartre, PARIS.

PASTILLES DIGESTIVES

DE

VICHY

Fabriquées par l'Etablissement thermal

SOUS LE

CONTROLE DE L'ÉTAT

Les Pastilles de Vichy jouissent d'une réputation qui devient tous les jours plus grande. Cette réputation est justifiée par leur efficacité dans les cas si fréquents de digestions difficiles, pénibles, laborieuses.

Les Pastilles de l'Etablissement thermal de Vichy sont préparées à Vichy avec les **Sels minéraux naturels extraits des Sources**, sous la SURVEILLANCE ET LE CONTROLE DE L'ÉTAT. Elles forment un bonbon d'un goût agréable, aident à l'action des Eaux minérales, et sont d'un effet certain contre les aigreurs et les digestions pénibles. Elles soulagent les estomacs paresseux en saturant les acides des voies digestives.

Ces Pastilles sont aromatisées à la Menthe, au Citron, à la Vanille, à la Rose, au baume de Tolu, à la fleur d'Oranger, à l'Anis; elles se vendent aussi sans parfum.

Elles se conservent indéfiniment dans un lieu sec et chaud, mais il faut éviter l'humidité avec le plus grand soin.

DOSE, 6 & 8 AVANT ET APRÈS LE REPAS

La Boîte de 500 grammes : 5 francs
Franco dans toute la France

Cie FERMIÈRE DE L'ÉTABLISSEMENT THERMAL DE VICHY
PARIS, 22, BOULEVART MONTMARTRE.

VICHY CHEZ SOI

Tout le monde ne peut venir à Vichy: les distances, la dépense, les affaires, les infirmités même sont souvent un obstacle. Il était donc indispensable de chercher, pour les personnes qui ne peuvent venir se traiter à l'Etablissement thermal, un moyen de se procurer en tous pays un traitement presque semblable à celui de Vichy.

Le traitement à Vichy se compose des Bains et des Eaux bues aux Sources. Quand on ne peut aller aux Sources, elles viennent à vous sous la forme d'Eaux transportées, mais pour les Bains on avait tenté depuis longtemps de les remplacer avec les bains alcalins (*bicarbonate de soude du commerce*); on connaît l'insuffisance de ce moyen. Aujourd'hui, on extrait des Eaux, sous le **Controle de l'Etat**, les Sels auxquels les Eaux de Vichy doivent leurs principales propriétés.

L'emploi de ces Sels naturels, *controlés par l'Etat*, constitue donc de **véritables Bains de Vichy**, dont l'usage simultané avec l'Eau minérale naturelle en boisson peut, sous la direction d'un médecin, remplacer le traitement de Vichy, pour les malades que leurs occupations, leurs infirmités, la dépense et surtout les grandes distances tiennent éloignés de Vichy; mais le traitement sur place est nécessairement toujours préférable.

On ne saurait trop engager le public à se défier de tout produit ne portant pas ces mots : **Controle de l'Etat**, en gros caractères, c'est la garantie donnée au public contre toutes les préparations artificielles de Vichy.

Chaque rouleau contient 250 grammes de Sels, c'est-à-dire l'équivalent de la quantité de Sels d'un bain pris à l'Etablissement thermal. *Le Bain doit être pris à la même température qu'un bain ordinaire. — Il faut verser le Sel quelques instants avant de prendre le Bain, la dissolution est immédiate. Ces Sels n'attaquent pas l'étamage des baignoires.*

Quant au prix, ils sont abordables à toutes les bourses, car

Chaque Bain coûte seulement UN Franc.

ET 20 BAINS EMBALLÉS SONT EXPÉDIÉS FRANCO DE PORT ET D'EMBALLAGE POUR 20 FR. DANS TOUTE LA FRANCE.

C'est en quelque sorte la santé mise à la portée de tous, car si on considère combien est grand le nombre de ceux qui ont besoin du traitement de Vichy, et combien est minime ceux qui viennent à l'Etablissement thermal (20,000 à peine), on arrive tout naturel'ement à chercher les motifs de cet éloignement, et ils résident sûrement dans les obstacles apportés, comme nous le disions tout à l'heure, par la distance, les affaires, souvent même les maladies.

Dépôt de toutes les Eaux minérales naturelles de France et de l'Etranger.

A Vichy, à l'Etablissement thermal et à Paris, 22, boulevart Montmartre

LES
PERSONNES
QUI BOIVENT

l'eau naturelle de Vichy ignorent souvent qu'il n'est pas indifférent de boire de telle ou telle source, car une source indiquée dans une maladie peut être contraire ou nuisible dans une autre. Il faut donc bien spécifier le nom de la Source.

Application générale des Sources :

GRANDE-GRILLE (42°).—Engorgement du foie et de la rate, obstructions viscérales, calculs biliaires, etc.

HOPITAL (31°). Affections des voies digestives, pesanteur d'estomac, digestion difficile, inappétence, gastralgie, dyspepsie. — Convient aux malades délicats.

CÉLESTINS (14°). Affections des reins, de la vessie, gravelle, calculs urinaires, goutte, diabète, albuminurie.

HAUTERIVE (15°). Prescrite comme l'eau des Célestins. Souveraine contre les affections des reins, de la vessie, contre la gravelle, les calculs urinaires, la goutte, le diabète, l'albuminurie.

Cette source est la plus propre à remplacer à distance l'eau de Vichy qui ne peut être prise sur place, et se consomme souvent comme eau de table.

MESDAMES (16°), TRÈS-FERRUGINEUSE. Flueurs blanches, convalescences difficiles, adynamie. Elle convient aux tempéraments nerveux, qui ont besoin tout à la fois d'une médication fortifiante et sédative.

PUITS-CHOMEL (45°). Prescrite plus spécialement aux personnes qui ayant besoin de faire usage de l'eau de Vichy sont atteintes de catarrhe pulmonaire, ou simplement de susceptibilité des organes respiratoires.

L'expérience démontre cependant tous les jours que sous l'influence de certaines conditions de sexe, d'âge et de constitution, les Sources peuvent quelquefois se suppléer utilement ; aussi, dans leur choix comme dans leur usage, la direction d'un médecin est-elle indispensable.

PARIS 35 FR. La Caisse de 50 bouteilles. VICHY 30 FR.

8 fr. de moins pour les caisses de demi-bouteilles.

La Compagnie fermière des Eaux de Vichy envoie *franco*, à toute demande affranchie, les Notices médicales sur l'emploi en médecine des Eaux minérales.

PRIX

DE LA CAISSE DE 50 BOUTEILLES D'EAU MINÉRALE
DE VICHY
DANS LES SUCCURSALES & DÉPOTS SPÉCIAUX DE LA COMPAGNIE EN FRANCE

Paris { 22, boulevart Montmartre. 12, r. des Francs-Bourgeois **35** F.

Vichy à l'Etablissement thermal. **30**

Lyon, 16, rue Impériale... ..... **32** 50

Marseille, 9, rue Paradis... **37**

Havre, 17, Grand-Quai **38**

Paris, 187, rue Saint-Honoré........	35	»
Strasbourg, 37, faub. de Saverne.	38	»
Nantes, 10, rue du Calvaire.........	38	»
Bordeaux, 84, rue Trésorerie......	38	»
Toulouse, 10, rue Malaret.........	38	»
Rennes, 5, quai Châteaubriand	39	»
Dijon, 4, rue Bannelier............	36	50
Brest, 48, quai de la Rampe........	40	»
Besançon, 42, Grand'Rue	36	50
Montpellier, pl. Etats d. Languedoc	38	»
Rochefort, 27, rue St-Hubert......	39	»
Troyes, 6, rue des Trois-Têtes......	37	»
Metz, 39, place de Chambre........	37	»
Nice, 7, quai Masséna.............	40	»
Châlon-s.-Saône, r. Port Villiers	40	»

Les caisses de demi-bouteilles coûtent 5 francs de moins.

LE CONTROLE DE L'ÉTAT

Sur les produits de Vichy a pour objet de surveiller l'évaporation des Eaux et de certifier que tous les Sels pour Bains et Boisson, et ceux servant à la fabrication des Pastilles digestives, employés par l'établissement thermal, sont réellement extraits des Sources sous la Surveillance et le

CONTROLE DE L'ÉTAT

(Arrêté ministériel du 17 mars 1857).

FAC-SIMILE

CONTRÔLE DE L'ÉTAT, ARRÊTÉ MINISTÉRIEL du 2 Mars 1857.

SURVEILLANCE ADMINISTRATIVE

EXTRACTION ET EMPLOI DES SELS NATURELS DE VICHY

AGENCE DE SURVEILLANCE

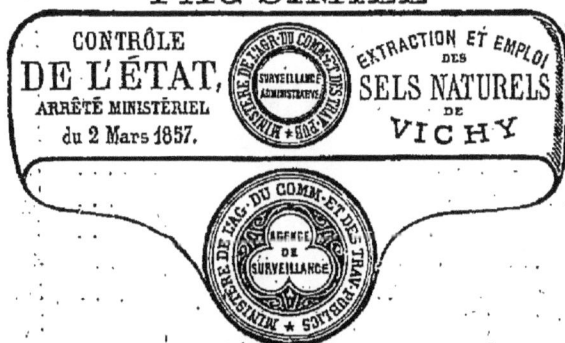

Le signe du **Contrôle de l'État** *est une bande blanche filigranée avec cachet noir. — Elle est réunie par l'estampille* (**Agence**) *imprimée en rouge.*

LA BANDE et **LE CACHET DU CONTROLE** sont sur les Produits, comme **LA CAPSULE** sur la bouteille, la garantie offerte par l'État au public contre **LES PRÉPARATIONS ARTIFICIELLES**, dites de **VICHY**.

Vichy, Imprimerie WALLON.

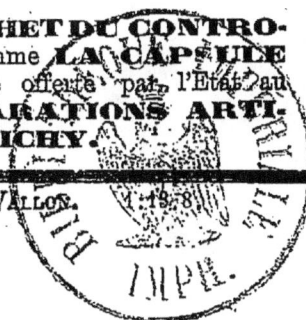